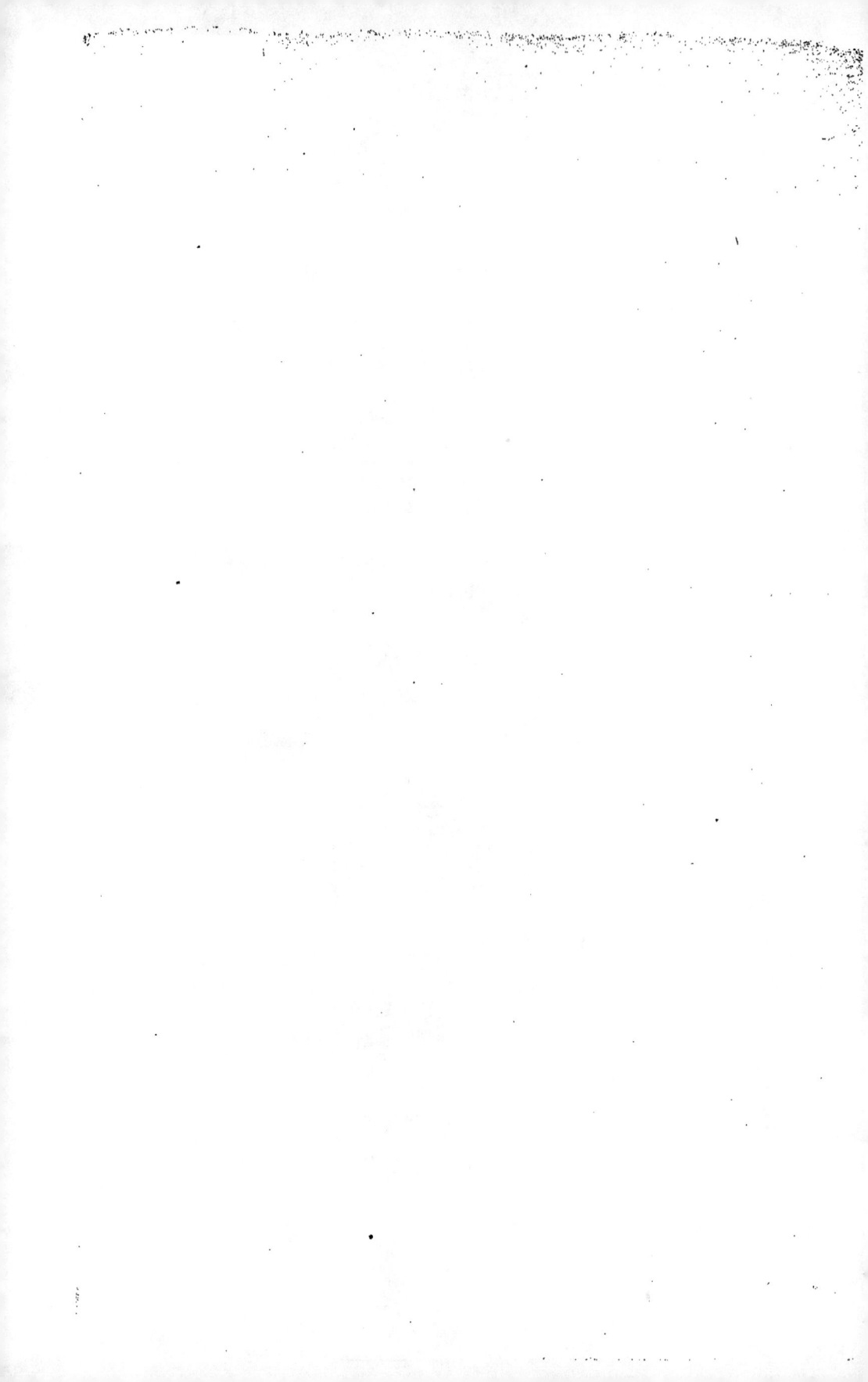

Boucherie

oucherie fragment

D'une anthologie picarde

XIIIᵉ siècle

1+

FRAGMENT

D'UNE ANTHOLOGIE PICARDE

MONTPELLIER, IMPRIMERIE CENTRALE DU MIDI
(Ricateau, Hamelin et Cᵉ.)

Publications de la Société pour l'Étude des langues romanes

FRAGMENT

D'UNE

ANTHOLOGIE PICARDE

(XIIIᵉ SIÈCLE)

PAR

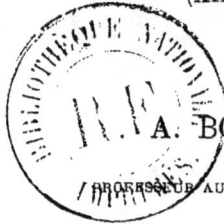

A. BOUCHERIE

PROFESSEUR AU LYCÉE DE MONTPELLIER

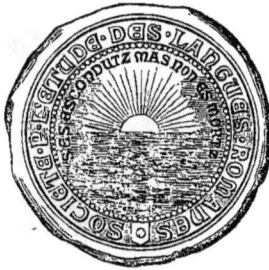

MONTPELLIER

CHEZ FÉLIX SEGUIN

LIBRAIRE

25, rue Argenterie, 25

PARIS

A LA LIBRAIRIE DE A. FRANCK

(VIEWEG, propriétaire)

67, RUE RICHELIEU, 67

M DCCC LXXII

FRAGMENT

D'UNE ANTHOLOGIE PICARDE

(XIIIᵉ SIÈCLE)

I

Les derniers feuillets du ms. n° 236, de la bibliothèque de l'Ecole de médecine de Montpellier, contiennent différentes pièces, la plupart en vers, quelques-unes en prose rimée, qui toutes appartiennent an dialecte picard.

Quoiqu'elles aient été transcrites au XVᵉ siècle, il est aisé de voir, à la pureté du style et à la correction grammaticale du texte, qu'elles sont de la bonne époque, et qu'elles ont été extraites d'un original écrit au XIIIᵉ siècle. Elles sont sans nom d'auteur; mais on peut, en considérant le ton badin des sujets traités, la versification et les formes dialectales, les rattacher à l'école d'Arras, la grande école lyrique du nord de la France : attribution d'autant plus plausible, que deux des principales pièces de cette collection sont du fameux Adam de la Halle, surnommé le Bochu (Adam le Bossu), qui fut, avec son contemporain Bretel, le plus spirituel et le plus malin des trouvères picards; d'où son surnom, contre lequel, du reste, il a protesté, craignant sans doute qu'on ne s'y méprît.

On m'appelle *bochu*, mais je ne le suis mie,

dit-il quelque part.

Il n'est pas impossible que toute la collection soit de lui.

J'ai cru devoir la publier en entier, à cause de la qualité du texte et de l'intérêt littéraire qui s'y rattache [1].

[1] V. Francisque Michel et Montmerqué (*Théâtre français au moyen-âge*) ; Paulin Paris (*Histoire littéraire*, t. XXIII) ; L. Passy, (*Bibl. de l'Ecole des chartes*, 4ᵉ série, t. V) ; Paul Meyer. (*Rapports à M. le ministre de l'instruction publique*, 1ʳᵉ partie, MDCCCLXXI) ; Hersart de la Villemarqué (*Archives des missions scientifiques et littéraires*, t. VI, p. 114).

II

En effet, il est difficile d'imaginer une versification plus variée et plus savante, plus de malice dans les proverbes et plus de naturel dans un genre un peu faux ou sur le point de devenir tel à force d'avoir été traité.

Qu'on lise entre autres les *Souhaits du paysan*, l'*Honneur et l'Amour* et les *Peines de l'amour ;* la première surtout, les *Souhaits du paysan*, gracieuse fantaisie facilement traitée, et qui semble échappée à la plume de Lafontaine.

On dirait une seconde édition — considérablement augmentée — de ce passage souvent cité du fabuliste :

> Chacun songe en veillant; il n'est rien de plus doux.
> Une flatteuse erreur emporte alors les âmes ;
> Tout le bien du monde est à nous,
> Tous les honneurs, toutes les femmes.
>
> . . . .
>
> On m'élit roi, mon peuple m'aime;
> Les diadèmes vont sur ma tête pleuvant :
> Quelque accident fait-il que je rentre en moi-même,
> Je suis Gros—Jean comme devant.

C'est bien Gros-Jean qui parle, en effet, un Gros-Jean de Picardie, et qui, en vrai campagnard, positif jusque dans ses rêves, ne néglige rien, et, tout en souhaitant ce qui peut lui être agréable, demande aussi ce qui peut lui être utile, en ce monde ou dans l'autre. Il veut bien avoir une jolie femme, une jeunesse éternelle, un fort château (on voit que les châteaux en Picardie sont au moins aussi anciens que les châteaux en Espagne), de l'argent à foison et, comme le Juif-Errant de la légende, toujours cinq sous dans sa bourse,

> Et je souhaite en ma bourse. V. sous,
> Sans amenrir, tant en séusse oster ;

il veut avoir une table bien servie, « tous boires à talent » — encore faut-il que le vin ne soit pas trop capiteux, « car li fors vins si ne m'est mie bons » ;—mais il veut en même temps être aussi sage que Salomon, se mettre bien avec tout le monde, surtout avec Dieu : Je souhaite, dit-il dès l'abord,

> Que tous li mons se venist à moi rendre,
> En loialté, en bonne entention,
> *Et en la fin paradis éuisson.*

D'un peu plus, il dirait *amen*, et ferait le signe de la croix pour sanctifier ses rêves et en mieux assurer la réalisation.

Dans *l'Honneur et l'Amour,* vrai bijou de versification, la femme aimée se résigne, non sans lutte, à tenir « éloigné de son corps » celui qu'elle préfère. Sans doute l'effort est pénible, mais elle doit mettre l'honneur au-dessus de l'amour, « car », dit-elle avec un rare bonheur d'expression,

> Car tant ne doit estre améo
> Foelle con la flours.

On retrouve, dans les *Peines d'amour* et dans les autres pièces, les mêmes qualités, quoique à des degrés divers, même ton aisé et naturel, même finesse mêlée de sentiment. C'est de la poésie de bonne compagnie. La passion, plus délicate que vive, est toujours contenue dans son expression. Elle n'éclate pas en transports brûlants et bruyants :

« Quand je vous vois, je suis ému, — [Tellement] que je sens ma vigueur s'éteindre, — Que je ne puis nuls saluts — Dire à vous, ni faire semblant — Pour mon cœur couvrir. — Mon corps commence à frémir, — Et la langue m'est liée, — Aussi comme si féerie — Me venait autour. »

C'est bien là le poëte du Nord, qui perd son aisance de maintien et sa facilité de parole, dès que la passion vraie le frappe ; mais, qui se contient toujours. Nous sommes loin des poëtes du Midi, loin des Provençaux et des Catalans, chez qui la passion déborde si vite en ardentes métaphores, et que nous vus « récitant dans l'extase lesavonslitanies de la bien-aimée[1]. »

---

[1] Analyse de l'ode de Balaguer, *Al tornarla à véurer,* par C. Chabaneau, dans l'*Echo de la Dordogne,* 19 décembre 1871.

III

Quelques-unes de ces pièces devaient être chantées, comme l'indique la précaution prise par le copiste de laisser en blanc l'espace destiné à la portée. D'autres ne pouvaient l'être, et parmi elles, celles qui est intitulée : *les Souhaits du Paysan*, Elle se compose, en effet, de vers de six pieds avec un *e* muet toléré, mais non compté, à la césure. Or on sait que ce vers, quand il devait être chanté, n'admettait plus cette licence, propre au vers des chansons de geste. Et même les nécessités du chant étaient telles, que l'*e* muet de la césure comptait pour une syllabe dans les strophes qui devaient être mises en musique.

Il est probable que toutes ou presque toutes se retrouvent dans la collection Douce (n° 308), d'où M. H. de la Villemarqué a extrait une version des *Souhaits du Paysan*, version bien inférieure à la nôtre et mal comprise du copiste, qui, étant Lorrain, comme l'a justement remarqué M. P. Meyer, en a souvent dénaturé le dialecte.

Deux autres pièces de notre collection figurent dans le même ms. Douce. Ce sont celles qui commencent, l'une par le vers

> Pour coi se plaint d'amours nuls ?

et l'autre par le vers

> Puisque je sui de l'amourouse loi, etc.

Le manuscrit les donne comme étant d'Adam de la Halle.

Cette publication, outre l'intérêt littéraire et philologique qui s'y rattache, aura donc l'avantage de compléter les matériaux que devra réunir le futur éditeur des œuvres complètes de la Pléiade d'Arras.

J'ai dit que ce texte appartient au dialecte picard. On s'en aperçoit à première lecture. Il est conforme aux règles générales qu'a indiquées Fallot, et plus spécialement à celles du sous-dialecte d'Aire, que M. Natalis de Wailly vient de constater et d'expliquer avec son exactitude et sa sagacité habituelles [1].

---

[1] *Bibl. de l'Ecole des chartes*, t. XXXII.

ÉPIGRAMME

.II. Très-grans envies dire os :
Si sont de .II. kiens à .I. os,
Et de II. povres à .I. huis,
Et de plus dire je ne puis,
Ne plus grandes nuls hon ne vit,
Fors de .II femmes à . . . . .

DICTONS SATIRIQUES RIMÉS

Cat durmant, molin coi taisant,
Prelat negligent, pule inobient,
Clerc conbatant, moine plaidant,
Nonnain embésée, beghine tariant,
Femme acointant, homme tenchant,
Trestous à Dieu les commant.

PROVERBE

Viese guerre et vies malans
Et viese amours de pau renouvelent.

LA MAL MARIÉE [1]

Je me doi bien dolouser,
Quant espouser
M'estuet mari,
A cuer mari.
Verrai gisant
.I. païsant,
En lieu d'ami,
Et prendre à mi
Soulas c'amis,
Qui tout a mis
En bien aimer,

---

[1] Cf. une pièce presque semblable, pour le sujet et pour le rhythme, p. 52, 53, 54, des *Romances et pastourelles françaises* de Bartsch.

    Doit sien clamer.
    Lasse ! L'avoir
    N'en quier avoir
    Conquis à tort,
    Du vieillard tort,
    Lait et hideus[1].
    Mal ait qui deus
    Vrais amans pert !
    Mais ains qu'en part,
    Permi tous, tous
      Ert cous

DICTONS SATIRIQUES RIMÉS

Amours d'enfant, acolée de chevalier,
Serment de marcheant, testamen d'usurier,
Pelerinages de moine, croiserie de mesiaus,
Beghinages d'iver, miracles d'esté, los de menestrel,
Largheche de François, loiauté d'Englois,
Patienche d'Alemant, acointanche de Normant,
Pitié de Lombart, hardement de Picart,
Caasté de Bourghignon, sens de Breton,
Vins de barel, fus d'estrain et amours de nonnain,
    Falent du jour à l'endemain.

SENTENCES

Quiconkes querke l'ame de lui à son enfant,
L'onneur de lui à se femme,
Le gouvrenement de sen ostel à sen prestre,
Et se porrée à se truie,
Aussi bien est gouvrenés li uns que li a[utre][2].

---

[1] Construisez : *Lasse ' n'en quier avoir, du vieillard tort, lait et hideus,*
'*avoir* (les biens) *conquis à tort* (qu'il a mal acquis).

[2] Un dicton analogue s'est conservé dans le patois picard :

    Ch'ti qu'acoute ess'femme et sin curé
    Ne manqu'tent poent de pauverté.
             (*Gloss. picard* de l'abbé CORBLET.)

ÉPIGRAMMES

I

.VI. coses sont que je point n'aim,
Dur lit, mauvais vin, povre pain,
Fu de tourbes, dangier de vilain,
Et acointise de nonnain.

II

.VI. manieres sont de mestier
Où nuls hom de legier sauver
Ne se puet : s'il est assavoir
Li usurier, li couretier,
Official et paagier,
Et advocat et amparlier.

III

.XI coses tieng en memore
Que nuls hom ne doit croire
Lesqueles s'en sievent :
Femme pour plourer,
Ne kiens pour clopeter,
Ne nul keval pour s'ensuer,
Femme ne ribaut pour jurer,
Ne singesse pour papeter,
Ne le moine pour encliner,
Ne chevalier pour acoler,
Ne du keute le hurtement,
Ne d'un seul oel le clugnement,
Ne par lettres saluement,
[Ne] de beghine envolepement,
Ne du moine le vestement.
Le cuer du sage homme mouvoir
Ne doivent ches coses ci voir.

LES SOUHAITS DU PAYSAN [1]

Et je souhaide tous tamps avril et mai,
Et cascun mois tous fruis renouvelast,
Et tous jours fuissent flours de lis et de glay,
Et violetes, roses u c'on alast,
Et bos fuelly, et verdes praeries,
Et tout ami éussent leur amies,
Et si s'amaissent de cuer certain et vrai,
Cascuns éust son plaisir et cuer gay.

Et je souhaide le mort as mesdisans,
Si ke jamais nuls naistre ne péust,
Et s'il naissoit, qu'il fust si meskéans
Que iex ne bouche ne orelle n'éuyst (*sic*),
C'à vrais amans il ne péust rien nuire,
As bons loisist à lor voloir deduire,
Partout fust pais, concorde et loiaultés,
Et de tous biens abondance et plentés.

[1] Le texte édité par M. H. de la Villemarqué est moins correct et moins complet. On peut en dire autant de la pièce provençale publiée par Raynouard et qu'il attribue à Pistoletta.

Les variantes ou les notes accompagnées de la lettre V sont extraites de l'édition de M. H. de la Villemarqué.

[V.] Et je souhait toz tens avril et mai,
Et chacuns mois toz fruz renovelest;
Tous tens éuxe rozes et flours de glays,
Violettes, an kel leu c'ons alost,
Li boix foillu, verde lai preerie,
Chascuns amans éust lei lui s'amie :
Si s'aimaxent de fin cuer et de vrai;
Chascuns éust belle amie à cuer gay.

Et je souhait la mort as mesdixans,
Si que jamais nul estre n'an peust;
Et, c'il l'estoit, qu'il fut si meschéans,
Ke eus, ne boche, ne oroilles n'éust;
A fins amors ne peuxent rien nuire;
Ainz lour laixet, en lour voloir, deduire.
Partout fut fois, concorde et loialteis.
Et toz li mons fust à Deu ɩ.cordeis.

[1] Et je souhaide santé entierement,
Si ke jamais n'éusse se bien non,
Trente ans vesquisse et fuisse en ce jouvent,
En cel éage vesquisse à grant fuisson,
S'éusse assés or et argent u prendre,
Et tous li mons se venist à moi rendre
En loialté, en boine entention,
Et en la fin paradis éuisson.

[2] Et je souhaide en ma bourse .v. sous,
Sans amenrir, tant en séusse oster,
Et tous jours mais vesquisse sains et saus,
Et tantost fuisse là u [3] vaurroie aler,
Et toutes gens de bon cuer, sans faintise,
[Si] me fesissent joie, honnour et servise [4],
Devisés fuisse de membres et de cors,
Plus biaus c'autre hon [5], sages, hardis et fors.

Et je soushaide cent [6] mile mars d'argent [7],
Et autretant de fin or et de rons,
S'éusse assés et avaine et fourment,
Et bues et vakes, ouelles et moutons,
Et cascun jour .c. livres à despendre,
Et tel castel qui me péust deffendre,

---

[1] Cette strophe ne se trouve pas dans la version de M. de la Ville-marqué.

[2] Même observation que pour la strophe précédente.

[3] Ms. *lau je*.

[4] Ms. *servisse*.

[5] Ms. *autres hons*.

[6] Ms *cont*.

[7]
    [V.] Et je souhait cent mille mars d'argent
    Et autretant de fin or et de rous ;
    S'euxe asseis avoines et fromans,
    Bues et vaiche, tairte et chair et poxons ;
    Et teil chaistel qui me péust deffendre ;
    S'euxe asseiz or et argent où prendre,
    Si que nuns hons ne me péust greveir.
    Pors i corrut d'iawe douce et de meir.

Si que nus hom ne me péust grever,
Pors y courust d'iave douche et de mer.

Et je soushaide tous boires à talent[1],
Et blanches napes, char et tarte et poissons,
Pertris, plouviers, widecos ensement,
Anguille en rost, lus, troites, esturjons,
Et jone dame très-bele à desmesure,
Simplete au mont[2], baude sous couvreture,
Plaisant assés, taillie par compas ;
Se l'uel li clugne[3] faiche un ris amouras.

[4] Et je soushaide autretant de boin sens
Et de mesure c'onkes eut Salemons,
Et si fesisse mes fais legierement,
Preus et loyauls, et de tous boins renons,
Sages, courtois, pourmetans sans atendre,
Et tant donner que boin vaurroient prendre,
Et [si] fesisse au mont tous leur degras,
Ne s'en plainsist chevaliers ne jouglas.

Et je soushaide frès frommage et civos[5],

---

[4] [V.] Et je souhait toz boivres par talent,
  Blanches naipes, tairte et chair et poxons,
  Perdrix, plongès, truites et cel volans.
  Anguille en rost, et lus et atarjons,
  Et belle dame taillié à desmesure,
  Simplette amont, baudes sous coverture,
  Belle et bien faite, et taillié par compas,
  Kant l'oil li glie, fait un ris amoras.

[2] **M.** H. de la Villemarqué n'a pas compris ce vers, qu'il traduit par « simplette, grande, gaie sous couverture. » Le sens est celui-ci : « Simple devant le monde, gaillarde entre deux draps. »

[3] [V.] Glie. *brille.* — *Clugne* est synonyme de *cligne :* « Si elle cligne de l'œil, que ce soit pour faire un ris amoureux. »

[4] Cette strophe manque dans l'édition de M. de la Villemarqué.

[5] [V.] Et je sohait frex fromaige et si volz,
  Tairte au porcelz, lait boillit et marons ;
  Godelle éuxe, et servoixe an deport.
  Car li fois vins se ne m'est mie boins ;

Tarte à poret, lait bouly et matons,
Cervoise éuisse et goudale en .ii. pos,
Car li fors vins si ne m'est mie bons [1],
Et blankes cauches, souillé à fors semele,
Et tous jours mais me durast ma cotele ;
Tel pele éuisse que ja ne me fausist,
Ne mes courtieus jamais ne desclosist.

L'HONNEUR ET L'AMOUR

Qui de .ii. biens le millour
Laist, encontre sa pensée,
Et prent pour li le piour
Bien croi que c'est esp[ro]vée [2]
    Très-haute folour.

Cause ai d'avoir mon penser
A ce que serve ai esté
Ai et sui de vrai ami
Sage, courtois, bien secré,
G[ou]vrené par meureté,
Et gentil, preu et hardi,
Et qui sur tous a m'amour.
Dont sui souvent eno[rée]
D'autrui amer, sans secour.
Mais pour mon mieuls sui donnée,
    S'en ferai demour.

Lasse ! il m'est trop mal tourné
A dolour et à grieté,

Blanche chauce, soleis et fors semele ;
Et tout adès me durast ma cotelle ;
Beche éuxet ke ja ne me faxit.
Ne mes keurtis nulz jor ne declozit.

---

[1] L'auteur doit être du Nord. Ce n'est pas un Méridional, ni surtout un Périgourdin, qui aurait sacrifié le « fort vin » à la cervoise et à ce qu'il appelle « goudale. »

[2] Le couteau du relieur a retranché deux ou trois lettres.

Quant je ai si mal parti
Qu'il me faut cont[re] mon gré,
Par droite necessité,
De corps eslongier cheli
A qui m'otroi sans folour,
Et sans estre a...voée
De coer ; mais c'est vains labours,
Car tant ne doit estre amée
    Foelle con la flours.

Or m'ont amours assené ;
Mais, si c'à leur volenté,
Est mieuls qu'il n'affier à mi.
Tous jours doi av[oir] fondé
Mon desir sur loiaulté,
En espoir d'anour garni.
Car tout passe de valour
Chus dont s[ui en]amourée ?
D'un si gratieux retour.
Sage doi estre avisée,
    Se j'ai chier m'onnour.

ENIGMES AMOUREUSES

Qu'est en amours grans courtoisie, Quant au departir n'est que rires ?	Bel esconduit.
Qui fait as fins amans joïr De che de coi ont grand desir ?	Bel parler et douchement.
Qui fait amours lonc tamps durer Et enforchier et embraser ?	Courtoisie.
Du castel d'amours vous demanch Le premier fondement.	Amer loialment.
Après nommés le maistre mur Qui plus le fait fort et séur.	Cheler sagement.

Dites-moi qui sontli crestel

Les sajetes et li quarrel.

} Rewarder en atemprant.

Je vous demanc qui est li clés

Qui la porte puet deffremer.

} Priier sagement.

Nommés la sale et le manoir

U on puet premiers joie avoir.

} Accuellir douchement.

PASTOURELLE

L'autre jour juer alai

Dalès un bosket foelly.

Noble dame illoec trouvai :

Dalès li ot son ami.

Elle dist, que bien l'oy :

« T'as esté moult avoec moi,

» Ne fesis ne che ne coi.

» Donc je di chose (*sic*) chertaine

» Malavisés a trop paine.»

Chus respondi sans delai

Ches mos que bien entendi :

« Douche dame, je n'osai,

» En vérité le vous di,

» A vous faire nul anoi.

» Mais je voi bien, par ma foi,

» S'éusce fait che que doi [1],

» N'éusciés dit de semaine :

» Malavisés [a trop paine.] [2] »

« Che meffait te pardonrai, »

Dist-elle, « mais je te pri,

» Fai donc che que je dirai,

» Et saches il est ensi,

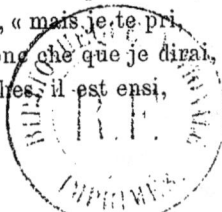

[1] Ms. *que je doi.*

[2] Ms *et cetera.*

2

» Puis que dame a son ami,
» Elle en veut avoir d'annoy.
» Je ne le dis pas pour moi.
» Anchois est raisons souvraine
» Malavisés [1] ait trop paine. »

CHE SONT PARTURES D'AMOUREUS JUS [2]

Où est en amours mère et nouriche, } Ch'est
Quant plus est noble, plus est niche ? } esperanche

Amis, amans qui aimme haut, } Ch'est
Quel cose es-ce que miex li vaut, } bien
Et au plus grant besoing li faut ? } parlers.

Di moi d'amours le dart vilain
Quant plus me fiert et je plus l'aim, } Ch'est faus
Quant plus me fiert vilainement } samblans.
Plus l'endure legierement.

Quels est li signes par dehors
Qui plus monstre l'amour du cors, } Ch'est muer
Et s'est li signes si appers } coulour.
Que il ne puet estre couvers ?

Vous avés une dame lonc tamps amée u on-
ques ne peustes merchi trouver. Une autre dame } Vous
vous prie : que ferés-vous ? l'amerez-vous, u vous } perservirez
servirez cheli que avés servie ?

Il est uns hons qui aime loialment, et tant a vers
se dame desservi que elle li consent une nuit à } Li femme.
jesir avoeckes li, et n'i ara que baisiers et accolers.
Li quels fait plus li uns pour l'autre ?

Vous avés une amie hors du païs. Lequel ame- } Qu'elle
riés-vous miex, quant vous li iriés veir, k'elle fust } eust
morte, u k'elle eust folliiet à .1. seul homme, de coi } meffait.
elle fust repentant ?

---

[1] Ms. *que malavisés*.
[2] Ce titre est dans le ms.; il n'en est pas de même des autres.

Je vous demande,
Se l'amie prent son amant,   } Oil.
Se si mal vont point decaiant.

Se vous amiés dame u demisele, et vous sentiés
que jà n'i deussiés merchi trouver, vaurriés-vous } Nenil.
que vos compains en goïst?

Liquele est mieuls assenée, u chelle qui aimme   Chelle
ami hardi, u chelle qui l'a cremetant, doutant et } qui l'a
amourous?   hardi.

   Ch'est
Quelle est la signourie que amours puet avoir, } uns dous
sans sentir, sans penser, sans espoir et sans joie?   regars.

De coi puet plus grant pourfis venir en amours   Bien
maintenir? } chelers.

   Ch'es (*sic*)
Qu'est en amours grans courtoisie } uns
Plus pourfitable et mains prisie?   baisiers.

Par quel samblant et par quel cose,
Puet miex sage dame esprouver, } Par
Se chis qui li prie d'amer,   dangier.
L'aimme de cuer u [bien] de bouche[1]?

GRANDS CHANTS[2]

Peines d'amour

[3][P]ourcoi se plaint d'amours nuls?
Mais amours se déust plaindre,
Car elle rent assés plus

---

[1] Pour que *bouche* rimât avec *cose*, il fallait prononcer, ou *couse* et *bouche*, ou *cose* et *boche*.

[2] On a laissé dans le ms. quatre lignes en blanc, pour y placer les notes de musique.

[3] Cette chanson se trouve dans le ms. Douce, série des *Grans Chans*. Elle est indiquée comme étant d'Adam le Bossu. (*V*. P. Meyer, ouvrage cité, p 215, LXV.)

C'on ne puist par sens ataindre,
　　Ne par bel servir.
Or veut-on, sans desservir,·
Recouvrer joie et amie.
Et qui ne l'a, lues qu'il prie,
　　Si mesdist d'amours
Et de cele u onkes jour
Ne trouva fors courtoisie.

Ja qui [ne sara rechus][1],
Comment c'on le puist destraindre,
N'ert de servir recréus;
Ains ert toudis en lui graindre
　　Fors dusc' au morir.
N'il ne l'osera jehir,
Et s'il avient qu'il li die,
Et sa dame l'escondie,
　　Cuer ara millour
D'endurer mieuls la dolour,
Et mieuls li plaira la vie[2].

[D]e chiaus qui sont au-dessus
Voit-on plus d'amours remaindre,
Et metre le mestier jus,
Que de ceus c'amours fait taindre
　　Et assés souffrir?
Cascuns cache son desir,
Qui a besongne d'aïe.
Pour çou doit estre saisie
　　Dame de s'onnour:
Car qui fait de serf [3] signour
Ses anemis mouteplie.

---

[1] Ms. *Ja qui sera loyauls*.
[2] Ms. *la vit*.
[3] Ms. *sers*·

G]rans cuers, gentis, esléus
Pour toute valour ataindre,
Cors sagement maintenus
Pour mesdisans faire fraindre,
    Regars pour ouvrir,
Cors pour cuers devens ravir,
Sage, humle et ben ensaignie,
Il n'est nuls qui pensast mie
    Envers vous folour.
Car cascuns de vo valour
S'abaubist et humelie.

[Q]uant je vous voi, si sui mus
Que ma vigour senc estaindre,
Si que ne puis nuls salus
Dire à vous, ne sanlant faindre
    Pour men cuer couvrir.
Mes cors commenche à fremir [1],
Et li lange m'est loie,
Aussi com se faerie
    Me venist entour.
Et quant sui mis u retour.
Li reveoirs me tarie.

ENVOI

[C]ançons faite de m'ammie
Tant coie sois [2] par douchour
S'on t'en cache, fai un tour,
Si va à l'autre partie.

---

[1] Dans le ms., la dernière lettre de *fremir* est grattée.
[2] Ms. *soies*.

L'AMOUR EST COMME LE FEU[1]

[2][P]uisque je sui de l'amourouse loi,
Bien doi amours en cantant essauchier.
Encore y a milleur raison pour coi
Je doi canter d'amourous desirier,
    Car, sans manechier,
    Sui el cors trais et ferus
    D'uns[3] vairs iex, sés et agus,
    Rians por miels assener.
    A che ne puet contrester
    Haubers ni escus.

[J]e ne sui pas pour tel cop en effroi,
Ne je n'en quier jamais assouaigier,
Car se li mauls amenuisoit en moi,
Il converroit l'amour amenuisier.
    Car, au droit jugier,
    Amours est comme li fus :
    Car de près le sent on plus,
    C'on ne face à l'esquier.
    Et, qui ne se veut bruler,
    Si se traie en sus.

Se je veul donc à droit amer, je doi
Chou qui me fait embraser aprochier.
Mais que je garde envers ma dame foi,
Si com je fai, si me veuille elle aidier,
    Je l'crieng courechier ;
    Mais ains ne fu[st si] repus[4]
    Ses cuers vers moi, ne si mus,

---

[1] Quatre lignes laissées en blanc dans le ms., au-dessus des vers du premier couplet.

[2] Cette pièce fait également partie de la série des *Grans Chans*. Elle est aussi d'Adam le Bossu. (V. P. Meyer, ouvrage cité, p. 214, xxii.)

[3] On a écrit *dous* au-dessus de ces deux mots.

[4] « Dissimulé », de *repositus*.

Tant moi scé[ust] refuser,
Que par sen douch èsgarder,
   Ne me sanllast jus [1].

Ch'est li raisons pour coi je ne recroi
De li anter et de merchi proïer.
Quant sa bouche m'en cache, et je le voi,
Au departir me convient repairier.
   . . . . [2]
Et loes que je suis venus,
Elle me dist : Levés sus !
Ains que je puisse parler,
N'il ne me loist excuser,
   Tant sui esperdus.

Hé ! flours du siecle [3], u mes travaux emploi,
Amoureuse pour cuer esleechier,
Boine dame, sage, de maintien coi,
Exemples biaus, sages pour castier,
   Assés decachier
Me poés. Je sui venchus,
Et du tout à vous rendus
Pour tel raenchon donner
Que vous sarés deviser,
   Plus avant que nuls.

ENVOI

Or, soit u non retenus
Mes cans, il l'esteut raler
Là dont il mut au trouver :
   Teuls en est mes us.

---

[1] *Jus* pour *just* = *justum*.
[2] Il manque un vers.
[3] Le copiste avait d'abord figuré *h* au lieu de *l*. Tout en écrivant, il s'est aperçu de son erreur, et a mis *e* final très-près de *l*, de manière à cacher le second jambage de *h*; mais il a négligé d'en gratter la partie inférieure, de sorte qu'on est tenté d'abord de lire *sieche* au lieu de *siecle*.

DICTONS SATIRIQUES LATINS [1].

[.....] principum inter duodecim abusiones claustri enumerat istam Hugo de Falleto (*sic*) li .II. de claustro quibus tota religionis maxa corrumpitur : Prelatus negligens, Dissipulus inobediens, Juvenis ottiosus, Senex obstinatus, Monacus curialis, Monacus causidicus, Habitus preciosus, Cibus exquisitus, Rumor in claustro, Lis in capitulo, Dissolucio in cor[de], Irreverentia contra altare.

GLOSSAIRE

ACOINTANT (femme). — Femme qui recherche la rencontre des hommes (p. 9). D'ordinaire, *acointer* est réfléchi. Comparez *taisant* pour *se taisant*, dans la même pièce.

AMOURAS, adj. m. s. — Amoureux (p. 14). La terminaison a été modifiée pour le besoin de la rime. V. *Jouglas*. M. Nat. de Wailly cite une forme picarde qui se rapproche de celle-ci : « *amourès* » variante de *amoureus*.

As, article au dat. pluriel, jamais *aux*.

ASSENÉE (Liquele est mieuls?) — Laquelle est la mieux *partagée?* (p. 19) Litt.: assignée.

BAREL (vins de). — Baril (p. 10). Le glossaire, écrit de la même main, qui se trouve dans ce même ms., donne le lat. *cadus* comme traduction de *barel*.

BAUDE, adj. fém. s. — Gaillarde (p. 14). Du lat. *validus, a um*. Burguy dérive ce mot du goth. *baltha*.

BOIRES, obl. m. pl. — Boissons.

Et je soushaide tous boires à taient (p. 14).

C'est-à-dire je souhaite avoir à ma disposition toutes sortes de boissons.

C', pour *que* :

Et prendre à mi
Soulas c' amis (...que) (p. 9).

[1] On lit au bas de la page, écrit de la même main, ce fragment latin qui n'est guère qu'une variante des Dictons satiriques rimés. (V. p. 9.)

Cette élision n'a lieu que devant les voyelles qui laissent au *c* le son dur. (V. Nat. de Wailly, *Chartes d'Aire.*)

Cas. Les règles de la déclinaison sont bien observées, sauf dans les Dictons satiriques rimés et dans les réponses aux Énigmes amoureuses.

Chus, synonyme de *chil.* Ni Burguy ni M. Nat. de Wailly, ne donnent cette forme.

Civos (frès frommage et). — Nourrissant (p. 14). Suppose le bas-latin * *cibosus.*

Clopeter . — Boiter (?) (p. 11). Forme à rapprocher de *cloper, clopiner* (v.fr.), *écloper.* Du bas latin *cloppus,* boiteux, que Ménage et Diez dérivent de χωλόπους, boiteux du pied, et M. Grandgagnage du hollandais *kruipen, kroop,* ramper, et que d'autres rapprochent de l'allemand *klopfen,* heurter, battre. (V. Littré, au mot *Clopin-clopant.*)

Les étymologies hollandaise et germanique tombent devant ce fait, que *cloppus* est donné comme synonyme de χωλός (ou de λορδός), dans les Ἑρμηνεύματα de Julius Pollux, et qu'il doit être dès lors considéré comme appartenant à la langue familière des Romains du IIe siècle ap. J.-C., et non plus seulement comme un mot barbare latinisé par les scribes du moyen âge. V. *Notice des manuscrits,* t. XXIII, 2e partie (p. 457).

Clugne, 3e p. s. ind. p. — Cligne (p. 14).

Clugnement, obl. m. s. — Clignement (p. 11).

Cremetant, obl. m. s. — Craintif (p. 19). Burguy ne donne pas cette forme.

Degras, obl. m. pl.

> Et si fesisse au mont tous leur *degras,*
> Ne s'en plainsist chevaliers ne jouglas (p. 14).

« Et que je fisse au monde (c'est-à-dire aux autres hommes) tout ce qui leur agrée (¹), de telle sorte que nul ne s'en plaignît, ni chevalier ni jongleur. »

Burguy, t. m, donne de ce mot une explication qui me paraît inadmissible. « Degras. *Faire ses degras* signifiait se décharger le ventre, et la basse latinité rendait cette expression par *degravare. Degras,* de *degravare,* a donc le sens de décharge, d'où fig. crapule, hombance... Laissant *degravare* de côté, on pourrait dériver *degras* de *crassus,* et l'on aurait l'idée primitive de dégrossir, dégraisser, enlever l'ordure. »

Degras ne vient point de *degravare*, qui a formé et ne pouvait former que *dégrever*; ni de *gravatus*, qui a formé *gravats*. On le rattacherait mieux, au point de vue de la filiation phonétique, à *crassus*, qui a formé *gras*; mais on ne voit guère que le sens y prête. Car c'est bien gratuitement que Burguy traduit *faire ses degras* par se *décharger le ventre*, et tout aussi gratuitement qu'il en tire le sens de *bombance*.

M. Littré semble avoir adopté la seconde conjecture de Burguy; il dérive *degras* de *crassus*, et le donne comme synonyme de *dégras*, graisse exprimée des peaux (terme de chamoiserie). Mais l'exemple sur lequel il s'appuie ne paraît pas plus concluant que ceux auxquels renvoie Burguy. On peut en juger par les citations suivantes :

> Mais qui vielt se vie enlacier,
> Et de toutes pars embracier,
> Fox est s'il ne laist ses *degras*.
>
> *Vers sur la mort*, publiés par Méon.
>
> (Cité par Burguy, t. ii, p. 87.)

> Avoi ! sire Tybert li chaz,
> Por ce s'ore avez vos *degraz*,
> Et se vostre pance est or plaine,
> Ne durra mie la semaine
> Cist orgoulz que vos ore avez.
>
> *Renard*, x. 20568 (Littré, *Dictionnaire*.)

M. Littré traduit le second vers ainsi : « Si vous satisfaites votre *gourmandise*. » Probablement Burguy traduirait le *degras* du premier exemple par *bombances*. Ces deux traductions s'éloignent peu l'une de l'autre et présentent un sens satisfaisant, quoiqu'on ne comprenne guère comment M. Littré puisse rattacher l'idée de « satisfaire sa gourmandise » à celle de « dégraisser, exprimer la graisse des peaux. » Mais, si elles suffisent pour rendre compte des deux passages cités, en est-il de même pour le vers de notre chanson ? On peut en douter.

Je conjecturerais plutôt que *degras*, ou mieux *degraz* (z-ts), est composé de *de*, augmentatif et non dépréciatif, et de *gratus*, obl. pluriel * *degratos*. Cf. un mot de formation analogue, *deplainz* (*deplanctus*), *Chanson de saint Alexis*, str. 21, v. 5.

On pourrait faire observer que, *gratus* ayant formé *gret* et *regrez* en v. français, * *degratus* aurait de même donné *degrez* et non *de-*

graz. Je ne méconnais pas la portée de cette objection; cependant elle n'est pas décisive, puisque on trouve les deux formes *az* et *ez* employées simultanément pour le même mot : *raz* et *rez*.

Je traduirais *degraz* par « choses qui font grand plaisir », sens qui s'ajuste également aux trois passages cités, et qui se dérive sans difficulté du primitif latin supposé, *de-gratus*. Et j'ajouterai une dernière observation : c'est que la forme *degraz* par un *z*, que donne le *Roman du Renard*, ne peut se rattacher à *de-crassus*, dont les deux consonnes finales *ss* n'ont jamais produit *z*, lettre qui, dans le vrai français, correspond toujours à la dentale accompagnée de la sifflante.

DEVISÉS, n. m. s. — Bien proportionné :

Devisés fuisse de membres et de cors (p. 13).

E.— La métathèse de l'*e* muet a lieu fréquemment quand il s'appuie sur l'*r* : *gouvrenement, couvreture*.

EMBÉSÉE (nonnain). — Nonne délurée (p. 9). Ce mot est synonyme de *enveiser, envoiser*. L.* *inviliare*, dérivé de *viliare*. Cf. *Viliare virginem*, dans les comiques latins. De là le mot *baiser*, avec le sens péjoratif que lui donne souvent le langage populaire. Quant à *baiser*, synonyme de *osculari*, il est, comme on le sait, dérivé de *basiare*. M. Littré n'indique ni ce double sens, ni les deux étymologies qui y correspondent. Le patois de la Saintonge a *baiser* et *biser* ou *biger*. Mais, chose curieuse, le premier, qui dérive de *basiare*, a le sens de *viliare*, et le second, qui dérive de *viliare*, a le sens de *basiare*.

ENSUER (s'). — Suer (p. 11). Forme que je n'ai vue citée nulle part. On dit *suer*, et non *se suer*. Mais on sait que dans le vieux français les verbes neutres s'employaient souvent comme verbes réfléchis.

ESPROVÉE (p. 15). — Prouvée.

Bien croi que c'est esprovée
Très haute folour.

Litt. « Je crois bien que c'est une très-haute folie *parfaitement prouvée*. » Ce qu'il y a de particulier dans cette expression, c'est l'emploi qui est fait de *esprové* comme attribut d'une qualité mauvaise. On sait qu'aujourd'hui *éprouvé* ne peut se prendre qu'en bonne part : « des hommes *éprouvés*, une vertu *éprouvée*. »

GRANS, GRANDES. — Remarquez l'emploi des deux formes *grans* et *grandes* pour le féminin, et cela dans la même pièce.

1º II. très-*grans* envies dire os.

·*Grans* et non *grandes*, parce que la terminaison féminine du nom indique suffisamment le genre de l'adjectif.

2º. Ne plus *grandes* nuls hon ne vit (p. 9).

Ici, au contraire, l'auteur a mis *grandes*, parce que seul, et avec la forme commune aux deux genres, cet adjectif aurait laissé le lecteur dans l'embarras.

I. — L'*i*, dans ce texte, comme dans ceux de la même époque, sert souvent à indiquer que la voyelle ou la diphthongue précédente se prononce avec le son clair. C'est le rôle opposé à celui de l'*e* muet, qui allongeait et allonge encore la voyelle ou la diphthongue qu'il suit : *ennemie, joue*. Il faut donc prononcer *fussent, amassent, vécusse, fusse, fache*, etc., et non, comme nous voyons écrit : *fuissent, amaissent, vesquisse, fuisse, faiche*. Ce qui le prouve, c'est qu'on trouve pour quelques-uns de ces mots les deux formes avec ou sans *i* : *éusse, éuisson*. (V., pour ces particularités et d'autres analogues, le Mémoire déjà cité de M. N. de Wailly.)

INOBIENT, obl. m. s. — Désobéissant (p. 9).

JOUGLAS, n. s. m., pour *jouglerres* (p. 14). Licence de versification. Cf. plus haut *amouras* pour *amourous*.

On remarque une particularité analogue dans la *Passion du Christ* en dialecte franco-vénitien : *rabas*, pour *robas*, pour *roberres* :

Fuant s'en vont ausi come *rabas*.

Revue des lang. rom., 2º livr., 1870, v. 148.

LUS, obl. pl. — Brochets (p. 14). Lat., *lucius*; en picard du XVº siècle, *lue* : brochet. « Le 10 février 1463, il fut résolu de faire présent au comte de Charolais de six *lues*. » (Archiv. d'Amiens.)

Gloss. picard de l'abbé Corblet.

MALANS, n. m. s. — Ulcère (p. 9).

Ce mot est resté dans les patois du nord et du midi de la France.

— *Malan* de Diéu ! cridè tout d'uno,
Se l'avèn basso, la fourtuno,
Vuei aprenès de iéu que pourtan lou cor aut !

Mirèio, chant VII.

PAPETER. — Faire comme les enfants qui mangent de la bouillie (p. 11)? Cf. *Papeter (se)*, se délecter en mangeant un bon morceau.

Gloss. picard de l'abbé Corblet.

Poret (tarte à). — Tarte aux poires, à la marmelade de poires (p. 15).

Querke, 3ᵉ p. s. ind. pr. — Charge, confie :

> Quiconkes querke l'ame de lui à son enfant (p. 10).

Aujourd'hui nous disons :« Charger quelqu'un de quelque chose », et non « charger quelque chose à quelqu'un. » (V., dans Littré, l'historique du mot *charger*.)

Renouvelent, 3ᵉ p. pl. ind., employé avec le sens neutre « paraître de nouveau » (p. 9).

> Cf. Quant la sesons *renouvele*
> D'avril, que marz est passez....

Raoul de Biauves, ap. Bartsch, *Romances et pastourelles françaises* (p. 264).

Rons, obl. pl. — Pièce de monnaie (p. 13).

Taisant, synonyme de *se taisant* :

> Cat durmant, molin coi *taisant* (p. 9).

Tenchant (honme). — Homme qui gronde (p. 9).

Cf. le dicton picard :

> Biaux chires leups, n'écoutez mie
> Mère tenchent chen fieux qui crie.
>
> *Lafontaine*, l. iv, f. xvi.

U, au ;

> Et quant sui mis *u* retour,
> Li reveoirs me tarie (p. 21).

Uns *iex*, obl. m. pl. — Une paire d'yeux (p. 22). Emploi remarquable de *un* au pluriel. Cf. *Unes forces*, une paire de tenailles.

> Sui el cors trais et ferus
> *D'uns vairs iex* sés et agus.

Viese (2 fois) pour *vieille* (p. 9). Dérivé par fausse analogie du masculin *vies*.

Vies est pour *ves* ou mieux *vez*, de *vetus*. Le plus ancien exemple qu'on en connaisse appartient au ms. nᵒ 3 du Grand Séminaire d'Autun, daté de 754, où j'ai eu occasion de le remarquer lors d'une récente excursion dans cette ville. Il figure dans un de ces brefs commentaires que l'on insérait assez souvent à la suite des évan-

giles (f° 24, v°) : « Arbor mala *ves* homo, arbor bona anima spiritalis.
— Le mauvais arbre est le *vieil* homme (l'homme du péché), le bon
arbre est l'âme qui vit de la vie de l'esprit[1]. »

WIDECOS, obl. m. pl. — Bécasses (p. 320). Cf. *Videcoq*, Bécasse,
dans le *Gloss. picard* de l'abbé Corblet.

A. BOUCHERIE.

Angoulême, le 20 septembre 1872.

[1] A cette occasion, je suis heureux de présenter mes respectueux remer-
ciments à M⁸ʳ de Marguerge et à l'administration épiscopale du diocèse
d'Autun, qui ont fait tout ce qui était en leur pouvoir pour faciliter mes
recherches.

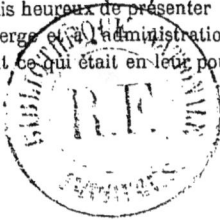

www.ingramcontent.com/pod-product-compliance
Lightning Source LLC
Chambersburg PA
CBHW060459210326
41520CB00015B/4018